ana paula etienne

ilustrações de enéas ribeiro corrêa

O cara mais legal do mundo

THE COOLEST GUY IN THE WORLD

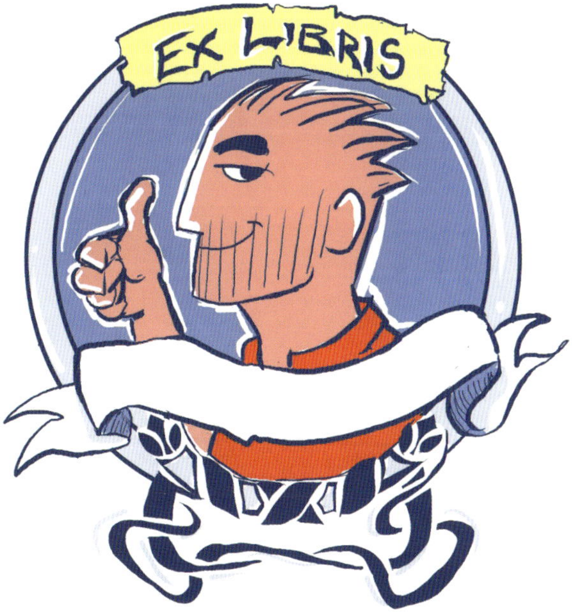

® 2021. Editora Inverso

R. Doutor Goulin, 1523 Alto da Glória
CEP 80040-280 Curitiba-PR
(41) 3254-1616 e (41) 3558-8001
editorainverso@editorainverso.com.br
www.editorainverso.com.br
Facebook.com/editorainverso
Instagram @editorainverso

COORDENAÇÃO EDITORIAL
Cristina Jones
Editora InVerso

REVISÃO
Carlos W. Jorge

ILUSTRAÇÃO
Enéas Ribeiro Corrêa

CAPA, PROJETO GRÁFICO E DIREÇÃO DE ARTE
Adriane Baldini

DADOS INTERNACIONAIS DE CATALOGAÇÃO NA PUBLICAÇÃO (CIP)
Mona Youssef Hammoud – CRB/ 9ª 1393

E84o

ETIENNE, Ana Paula. O cara mais legal do mundo = The coolest guy in the world. Enéas Ribeiro Corrêa [il.]
Curitiba: InVerso, 2021.
28 p. 20 cm X 20 cm - PTBR-ING

ISBN: 978-65-89851-29-5

1.Romance. 2.Gentileza. 3. Empatia. 4. Atitude. 5.Homenagem. I.Título

CDD. 813

Literatura infantil: 028.5 Empatia: 616.8

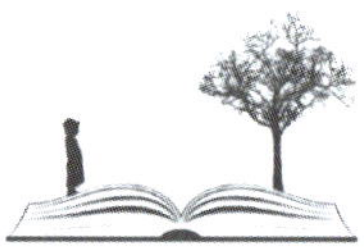

Para todos aqueles que escolhem iluminar o caminho alheio com pequenos gestos e sorrisos largos.
Aos que compreendem o caráter temporário da vida e escolhem viver com leveza, generosidade e amor.

Em memória dos caras mais legais do meu mundo: Hamu e Zeca.

For all those who choose to light someone else's path with small gestures and wide smiles.
To those who understand the temporary nature of life and choose to live lightly, generously and lovingly.

In memory of the coolest guys in my world: Hamu and Zeca.

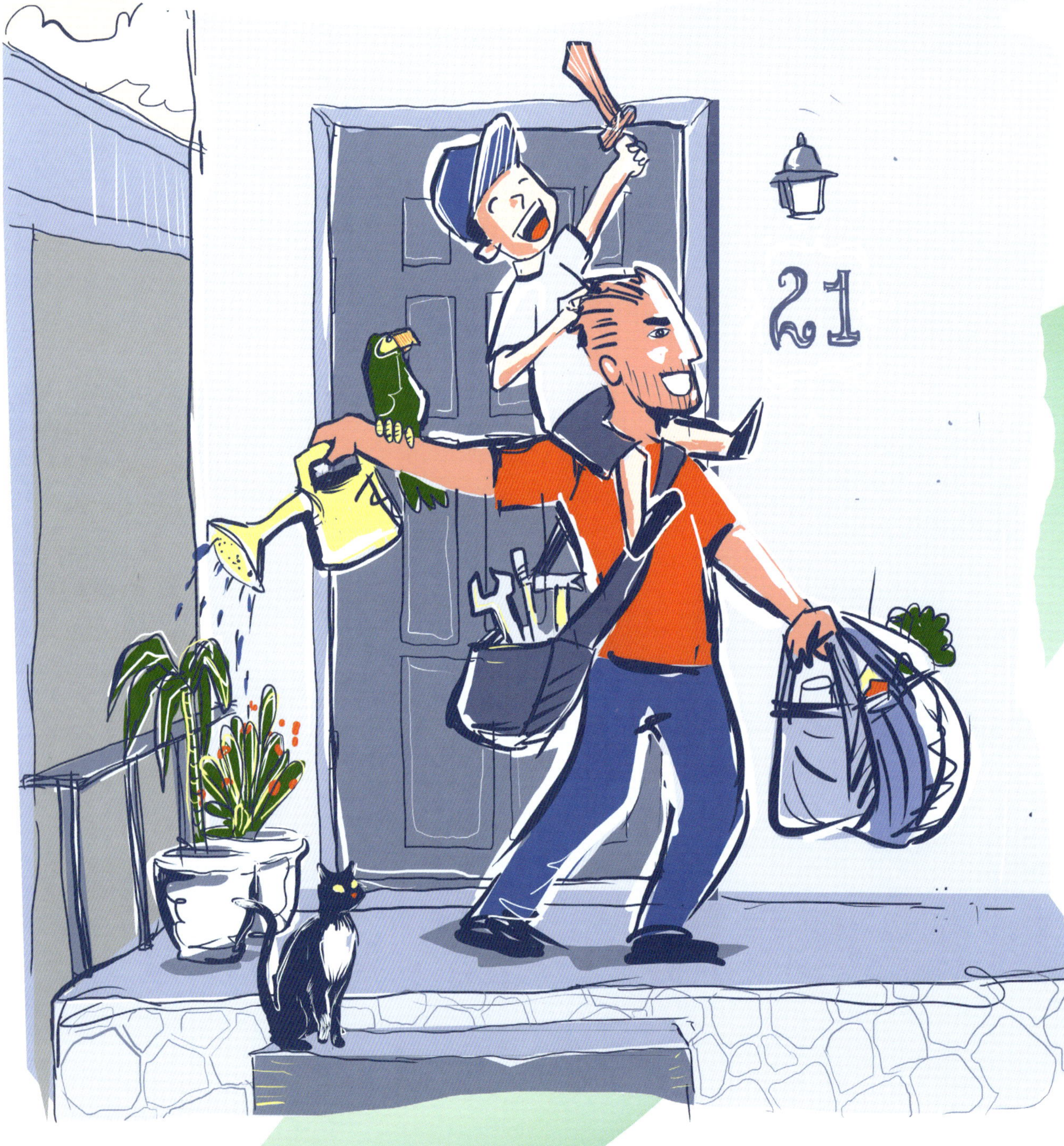
21

Era uma vez o cara mais legal do mundo.
Sempre que podia ajudar alguém, ele ajudava.
E acabava também ajudando o pai, a mãe,
o papagaio e o periquito desse alguém.

Once upon time, there was the coolest guy in the world.
Everytime he could help somebody, he would help.
And ended up helping this person's dad, mom,
parrot and parakeet as well.

Sempre que podia aprender, se jogava de cabeça, estudava e aprendia. Aprendeu a navegar, a advogar, a surfar, a decorar, a meditar e até a cozinhar. E o que ele preferia, adivinha? Era ensinar!

Everytime he could learn, he would go head-on, studying and learning. He learned to advocate, to surf, to decorate, to meditate, to cook and even to sail from the beach. And what he preferred, can you guess? Was to teach!

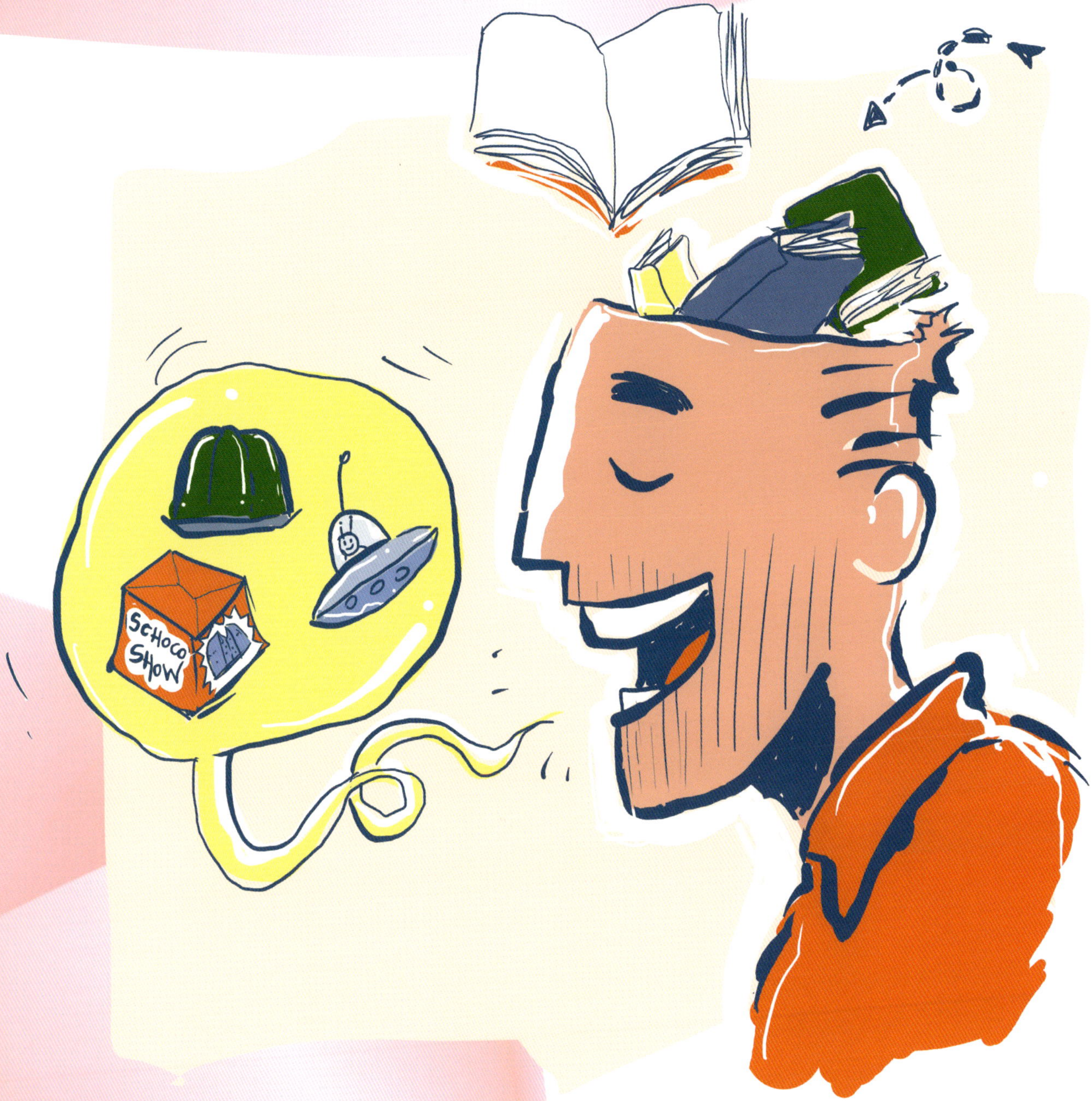
SCHOCO
SHOW

Sempre que podia ser feliz, ele era.
Não desperdiçava uma oportunidade sequer.
Na verdade, muitas dessas oportunidades nem existiam, mas ele fazia questão de criá-las e de espalhar a mensagem de que tudo era possível.
E para ele, era mesmo.

Everytime he could be happy, he would be.
He didn't waste a single opportunity.
Actually, many of these opportunities didn't even exist, but he would be keen to create them and to spread the message that everything was possible.
And for him, it really was.

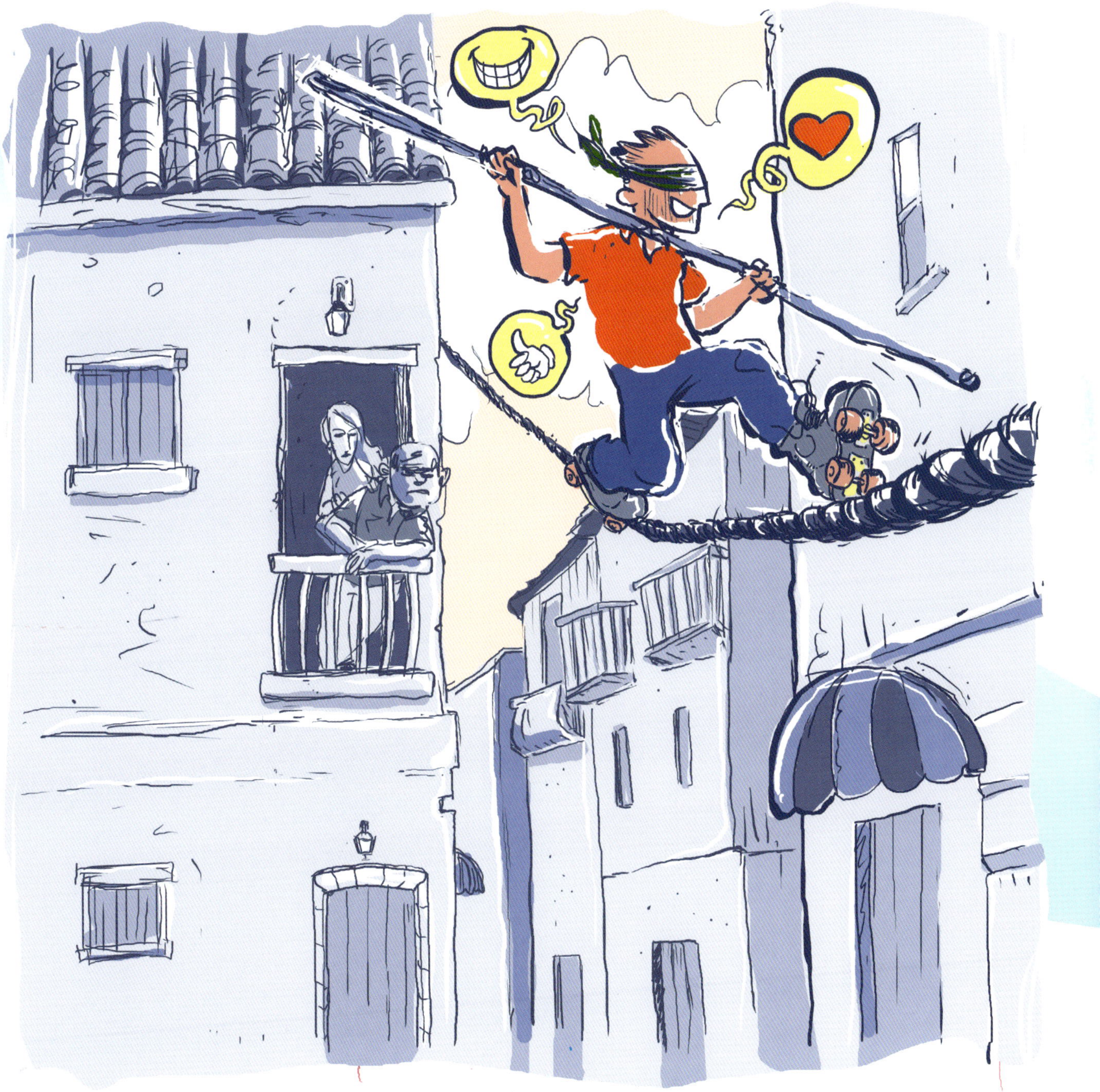

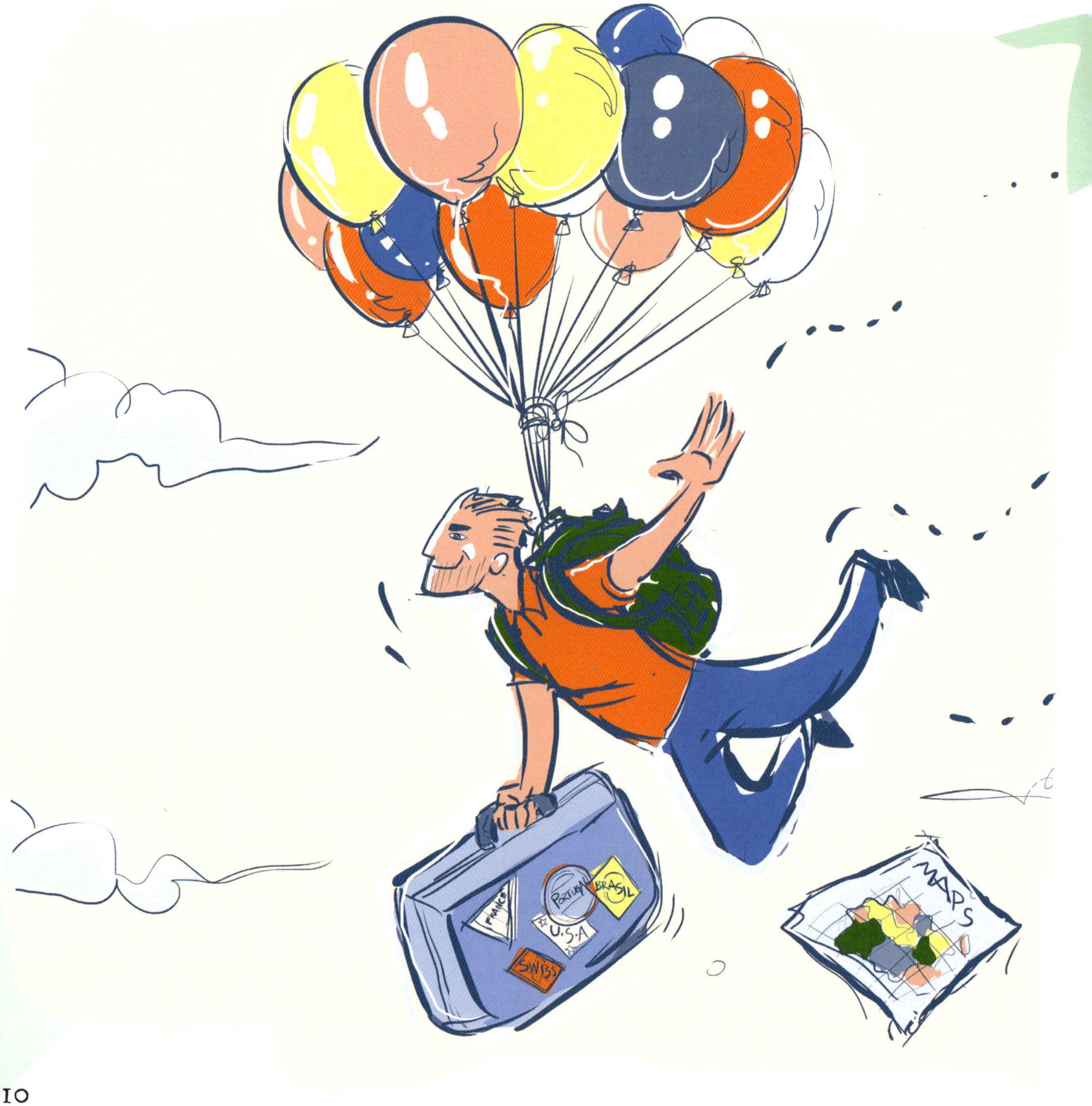
FRANCE
PORTUGAL
BRASIL
U.S.A
SWISS
MAPS

Sempre que podia viajar, viajava.
E se perdia, e ainda melhor: se encontrava.
E ousava descobrir, e navegava.
Ousava voar, mesmo no mar, e cada vez mais
alto conseguia chegar, sempre com a ajuda dos
bons ventos para lhe propulsar.

Everytime he could travel, he would travel.
And would get lost, and even better: would find himself.
And would dare to discover, and would sail.
He would dare to fly, even at sea up high, and each time
higher and closer to the sky, always with the help
of the good winds to propel him by.

Sempre que podia amar, amava.
Amava o mar, amava a prima pentelha, amava a família que herdou e ainda mais a que construiu, além dos amigos estranhos e dos vizinhos encrenqueiros.

Everytime he could love, he would love.
Loved the sea, loved the bratty cousin, loved the family he inherited and even more the one he built, as well as his strange friends and troublesome neighbors.

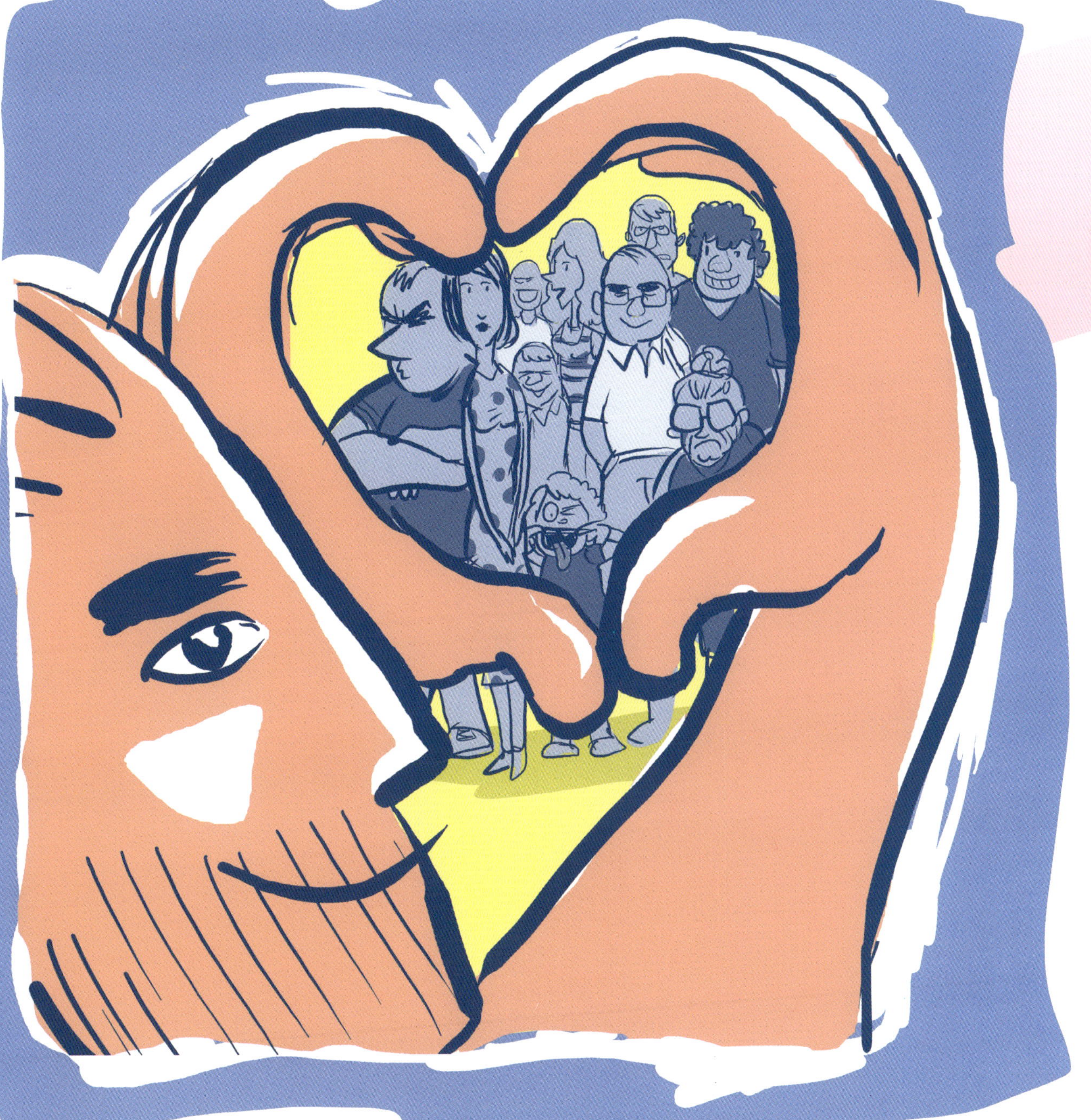

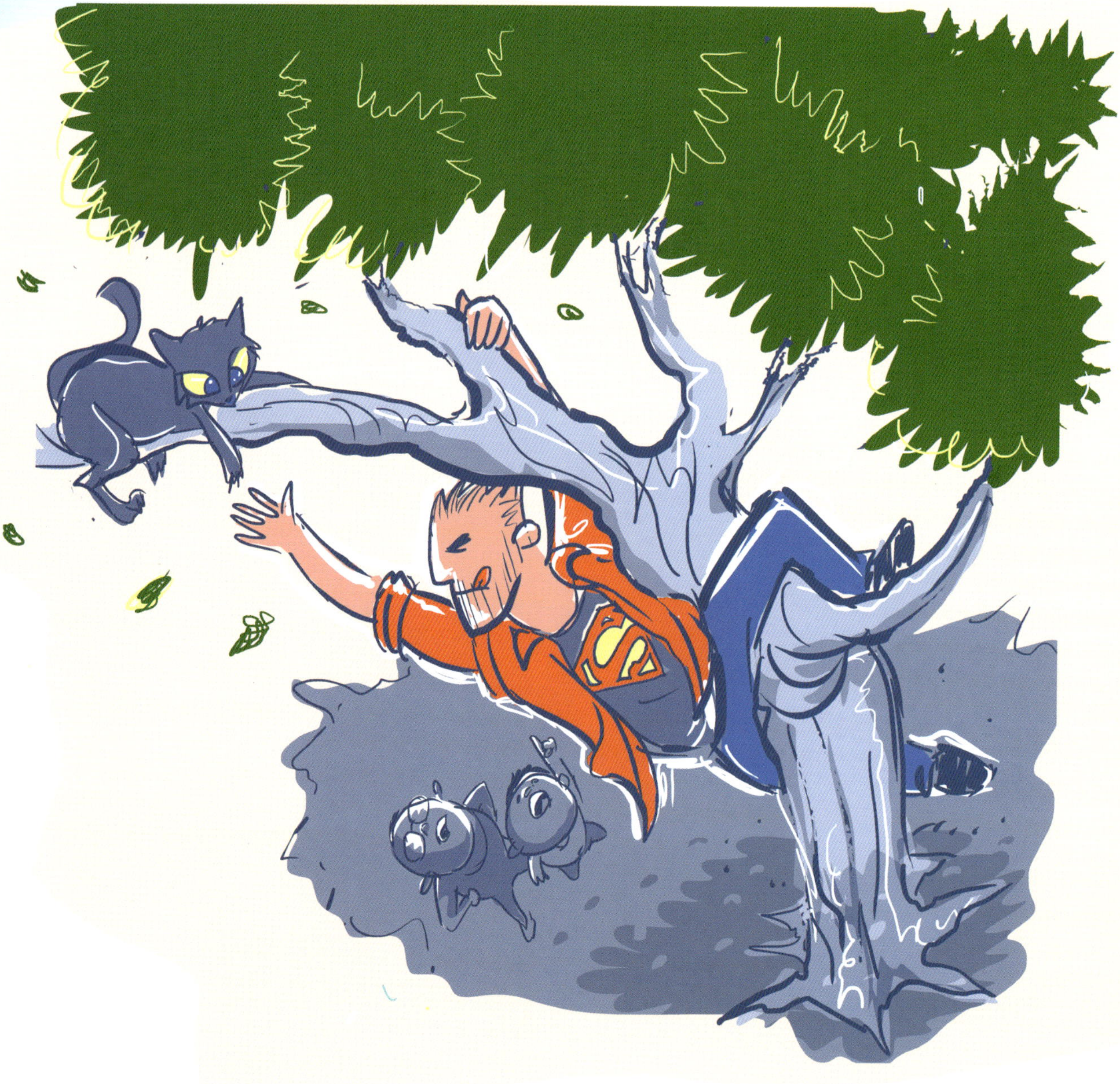

Sempre que podia trabalhar, trabalhava.
E assim salvava o mundo pouco a pouco,
trazendo justiça pra quem clamava,
e esperança para quem necessitava.

Everytime he could work, he would work.
And so he would save the world bit-by-bit,
bringing justice to those who cried for,
and hope to those who needed more.

Sempre que podia sorrir, sorria. E seu sorriso era o mais largo, seu olhar, o mais caloroso, e seu abraço, o mais apertado. Tudo no seu tempo, nada era apressado. Vivia o momento presente, e esse era o seu maior presente para o mundo.

Everytime he could smile, he would smile. And his smile was the largest, his eyes the warmest, and his hug the tightest. Everything in his time, nothing to rush by. He would live the present moment, and that was his biggest present to the world.

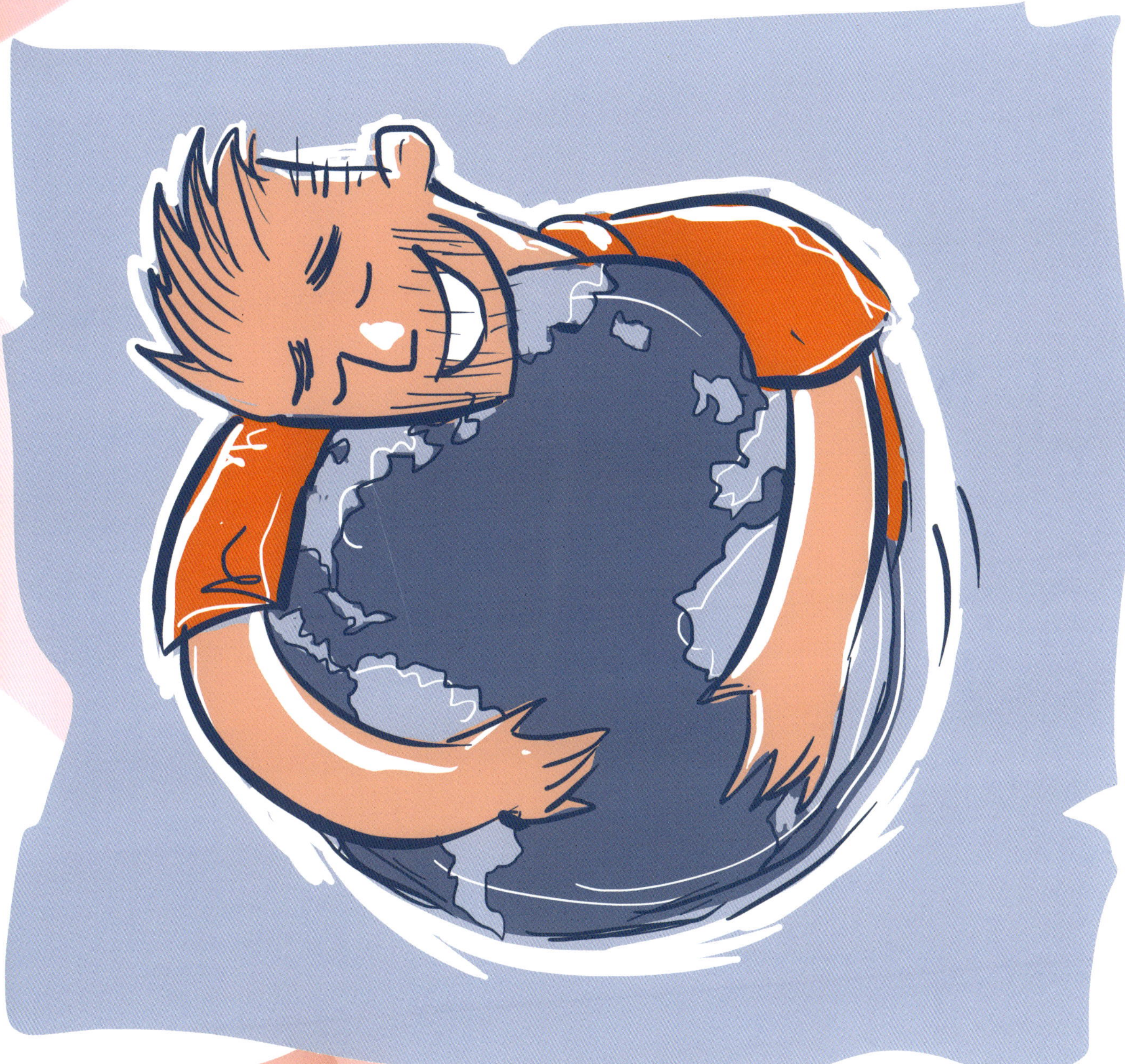

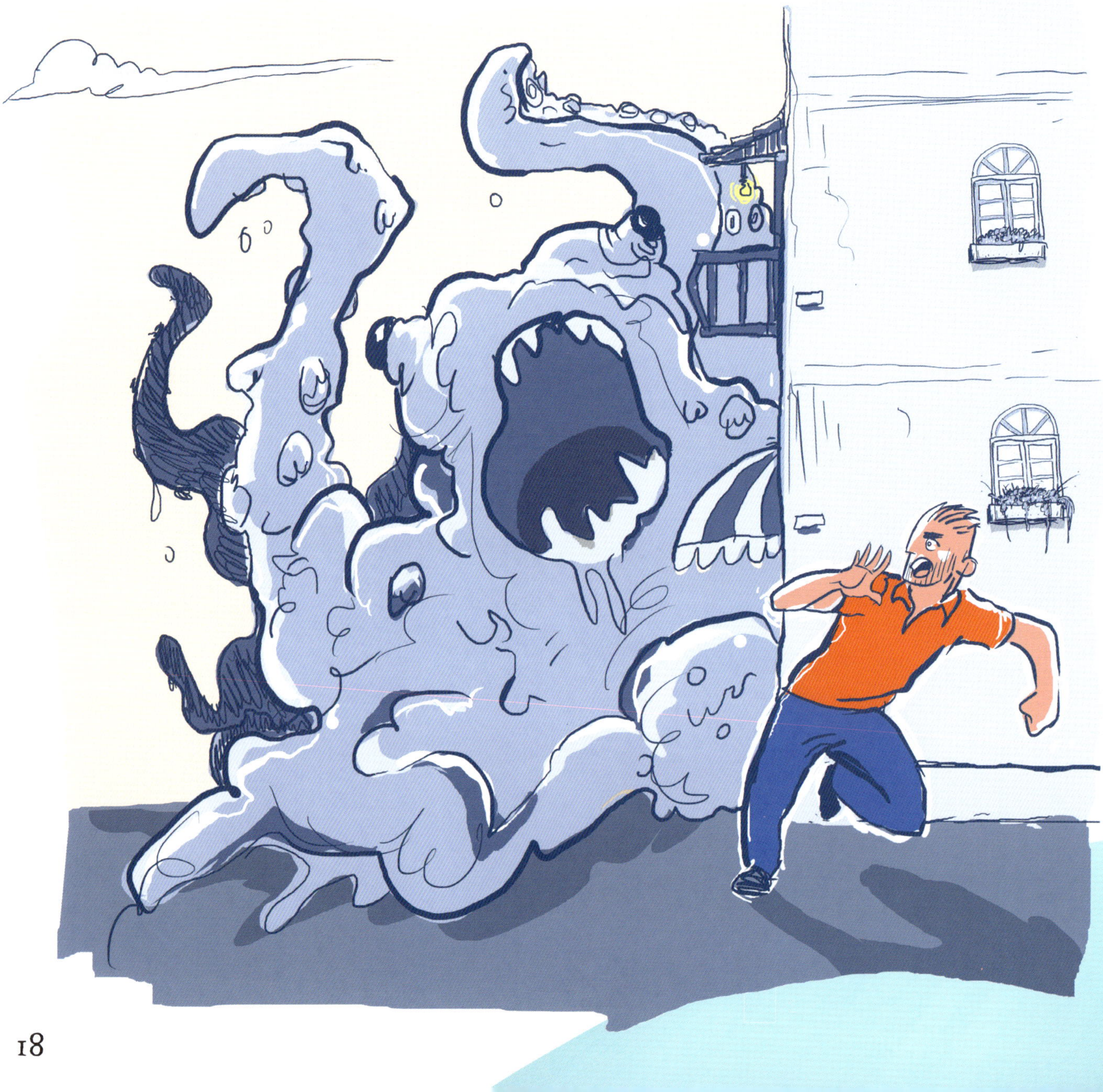

Sempre que podia fugir, fugia.
Fugia dos sisudos, dos mal-humorados, da falsidade e dos problemas sem solução.

Everytime he could run away, he would run away. He would run from the stern ones, from the grumpy ones, from insincerity and from unsolvable problems.

Sempre que podia incentivar, incentivava.
Incentivava amores impossíveis, estudos de
geografia, pequenos projetos e grandes revoluções.
E sabia ver o que havia de mais especial em cada
pessoa que cruzasse seu caminho.
Tanto é que nunca estava sozinho.

Everytime he could encourage, he would encourage.
He encouraged impossible loves, geography studies,
small projects and huge revolutions.
And he knew how to see what was the most
special in each person who would cross his way.
So much so that he was never alone.

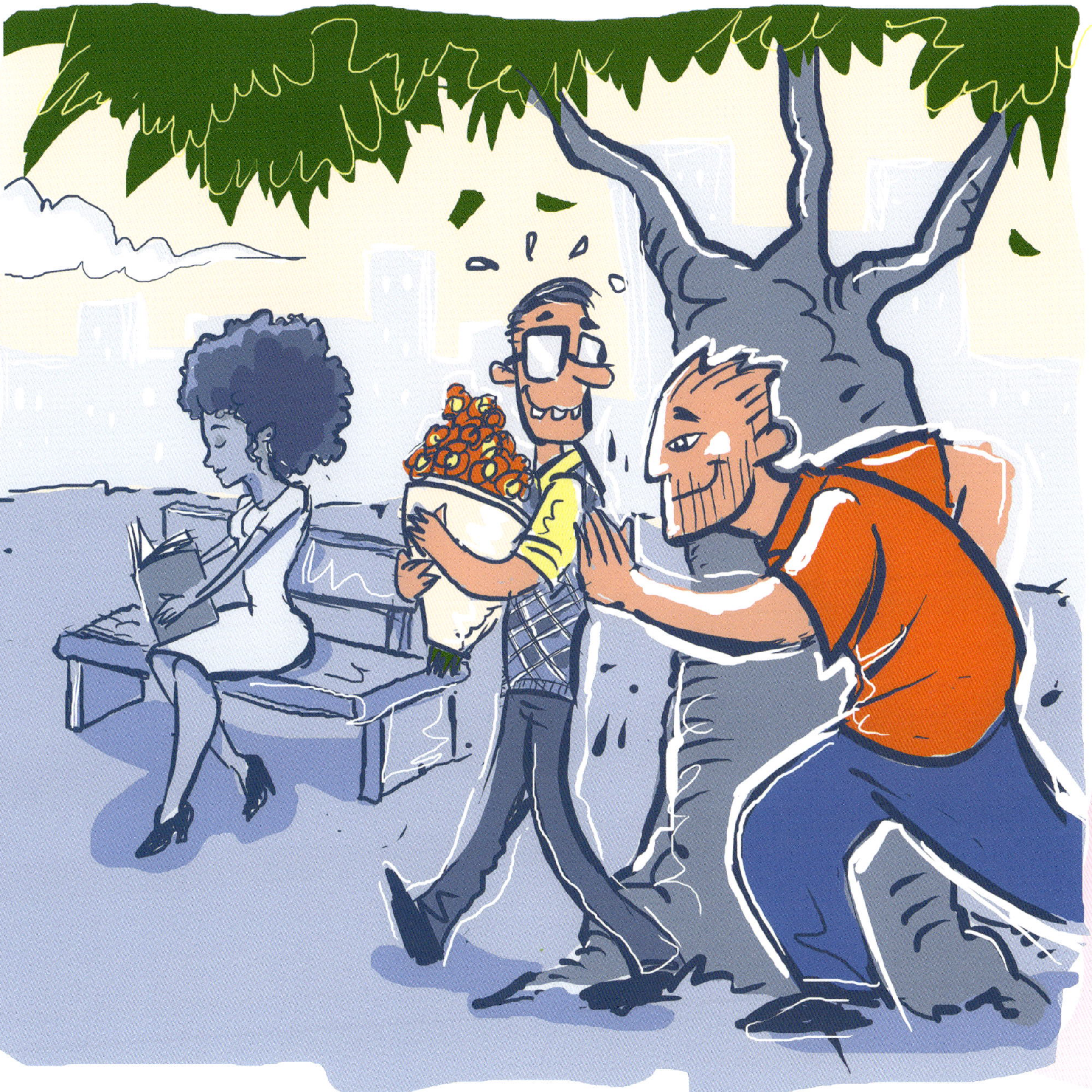

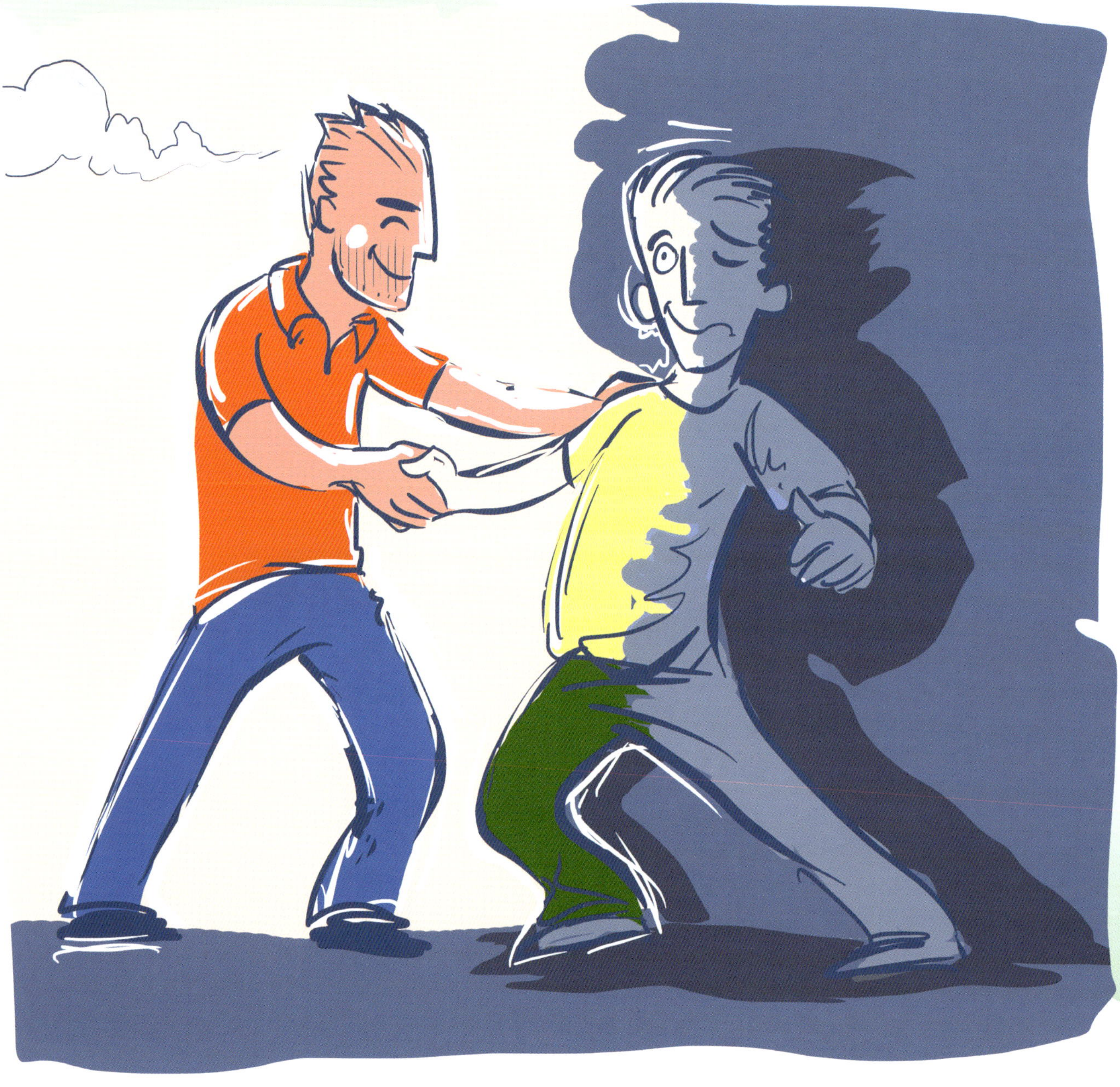

E assim o cara mais legal do mundo vivia seus dias, curtindo cada momento numa leveza que contagiava, numa alegria que se espalhava, numa energia que até espantava.

Ia fazendo amigos por onde passava, ia deixando um pouco de si aqui e acolá. Não se sabe ao certo quantas vidas transformou, nem quantas ainda transformará.

And so the coolest guy in the world would live his days, enjoying every moment with contagious levity, spreading joy and awesome energy.

He would make friends whenever he went, and would leave a bit of himself here and there. No one knows for sure how many lives he changed, nor how many he's yet to change.

O cara mais legal do mundo morava bem ali, naquela casinha de parede abacate e escada caracol.

Mas nenhuma casa era grande o suficiente para conter suas ideias. Então ele saiu por aí, ou será que foi por aqui? Aqui ou além, quem sabe aonde ele foi morar?

Ninguém sabe ao certo, mas ele mandou avisar: estará sempre presente onde tem gente precisando sonhar.

The coolest guy in the world lived right there, in that little house with avocado walls and a spiral staircase.

But no house was big enough to host his ideas. So he went out there, or was it out here? Here or there, who knows where he went to live?

No one knows for sure, but from what it seems, he will be wherever there are people in need of dreams.

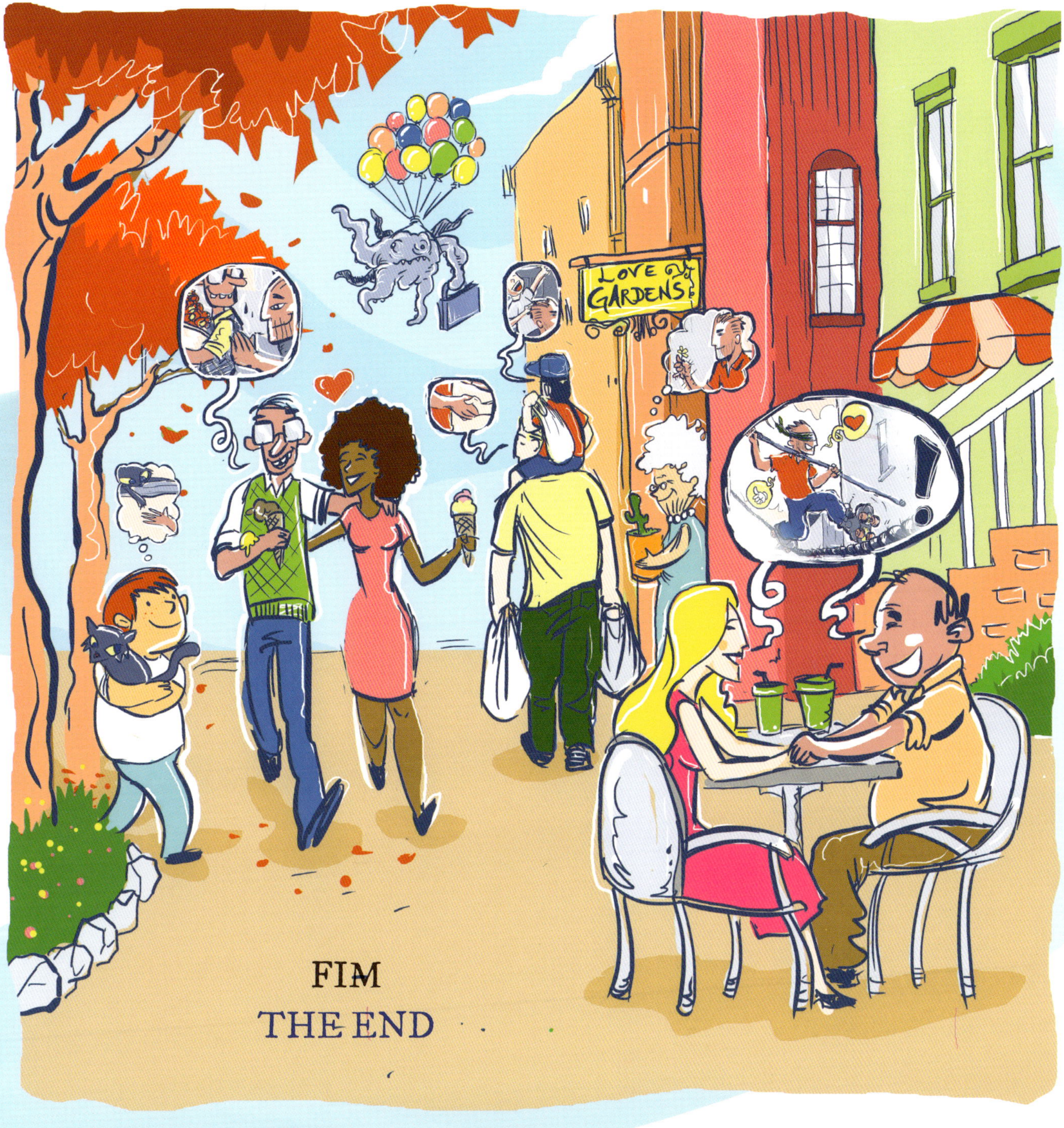
LOVE GARDENS
FIM
THE END

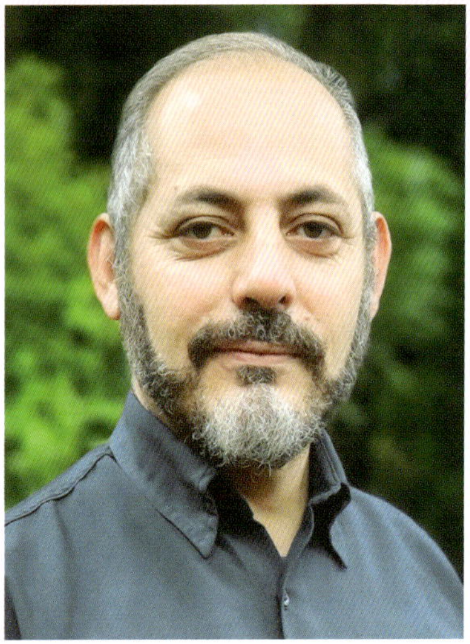

SOBRE O ILUSTRADOR
ABOUT THE ILLUSTRATOR

Sou Enéas Ribeiro de Souza Lima Corrêa. Nasci em 1974 em Brasília-DF, e atualmente vivo em Quatro Barras-PR com minha esposa, Cheila, e meus filhos, Helena e Heitor. Desenho desde 1993. Já participei de diversos eventos fora do Brasil, ganhei alguns prêmios e sigo rabiscando mundo afora.

I'm Enéas Ribeiro de Souza Lima Corrêa, born in 1974 in Brasília, DF, and currently living in Quatro Barras, PR with my wife, Cheila, and my children, Helena and Heitor. I draw since 1993, and have participated in many events out of Brazil, winning some prizes. I keep scribbling through the world out there.

SOBRE A AUTORA

ABOUT THE WRITER

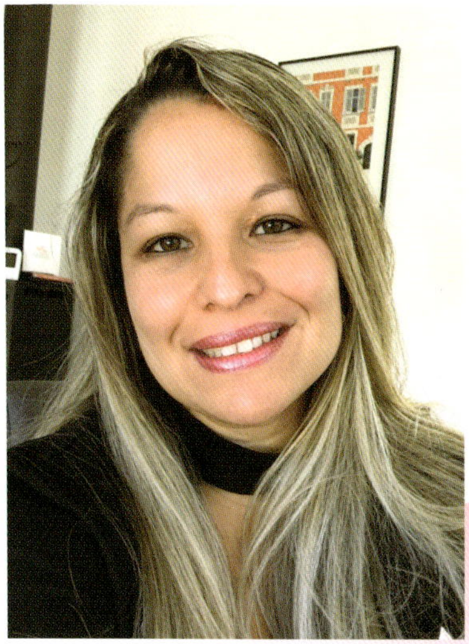

Ana Paula Etienne nasceu no Rio, cresceu em Salvador e mora há mais de 10 anos em Genebra com seu marido e seus três filhos: Julia, Gustave e Caroline. Formada em Comunicação e apaixonada por histórias, livros e línguas, ao virar mãe expatriada mergulhou ainda mais no mundo da literatura infantil e do português como língua de herança. É fascinada pela ideia de levar alegria, emoção, leveza e uma boa dose de risadas às crianças através das suas histórias. E quanto ao futuro? Esse não dá pra ler, é preciso escrever!

Ana Paula Etienne was born in Rio, raised in Salvador and has lived in Geneva for over 10 years with her husband and their 3 children Julia, Gustave and Caroline. Graduated in Communication studies and loving stories, books and languages, upon becoming an expatriate mother she immersed herself even more in the world of children's literature and of Portuguese as her heritage language. She's fascinated with the idea of bringing joy, emotion, levity and a good amount of laughter to children through her stories. As for the future? That cannot be read, it must be written!

Leia também, da autora

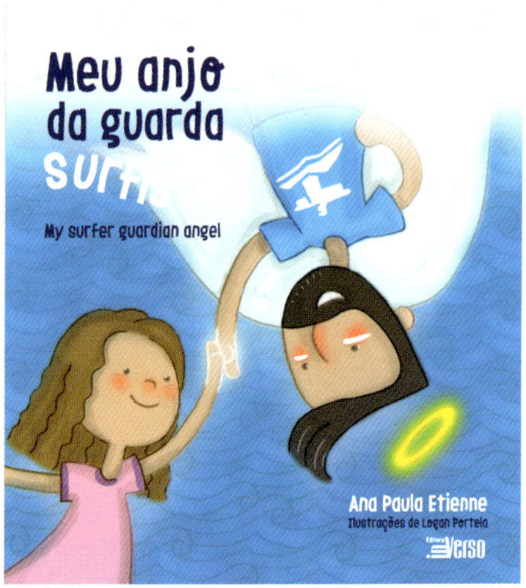

MEU ANJO DA GUARDA SURFISTA
BILÍNGUE POR-ING - CAPA DURA

Você já imaginou como seria seu anjo da guarda? Pois eu aposto que o da Nunu é bem diferente de tudo o que você pensou! Esse anjinho radical vive procurando uma aventura, não tem medo do perigo e é louco por um açaí! Sabe surfar como ninguém e é faixa-preta no judô. Caraca, cara! Como é que ela foi arrumar um anjinho super-herói desse?

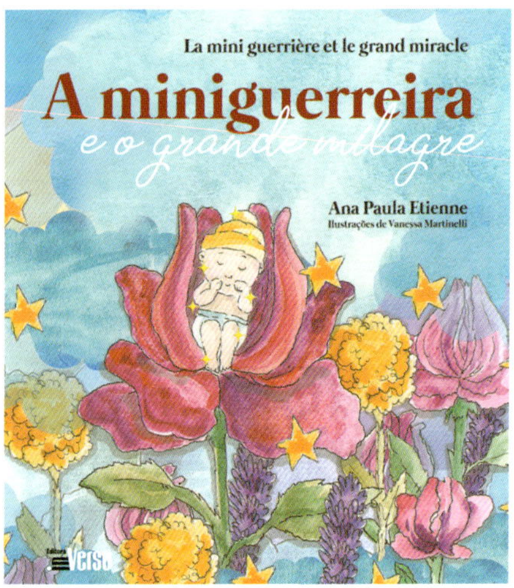

A MINIGUERREIRA E O GRANDE MILAGRE
BILÍNGUE POR-FRA - CAPA DURA

Em pleno carnaval uma miniguerreira nasceu.
E mesmo sem querer, no hospital permaneceu.
No lugar do colo, vários fios e uma almofadinha.
No lugar do berço, uma estranha de uma caixinha.

Seu sonho era crescer, e em vida permanecer.
Mas parece que a aventura estava só começando.
O que será que vai acontecer?